Tb 55 1

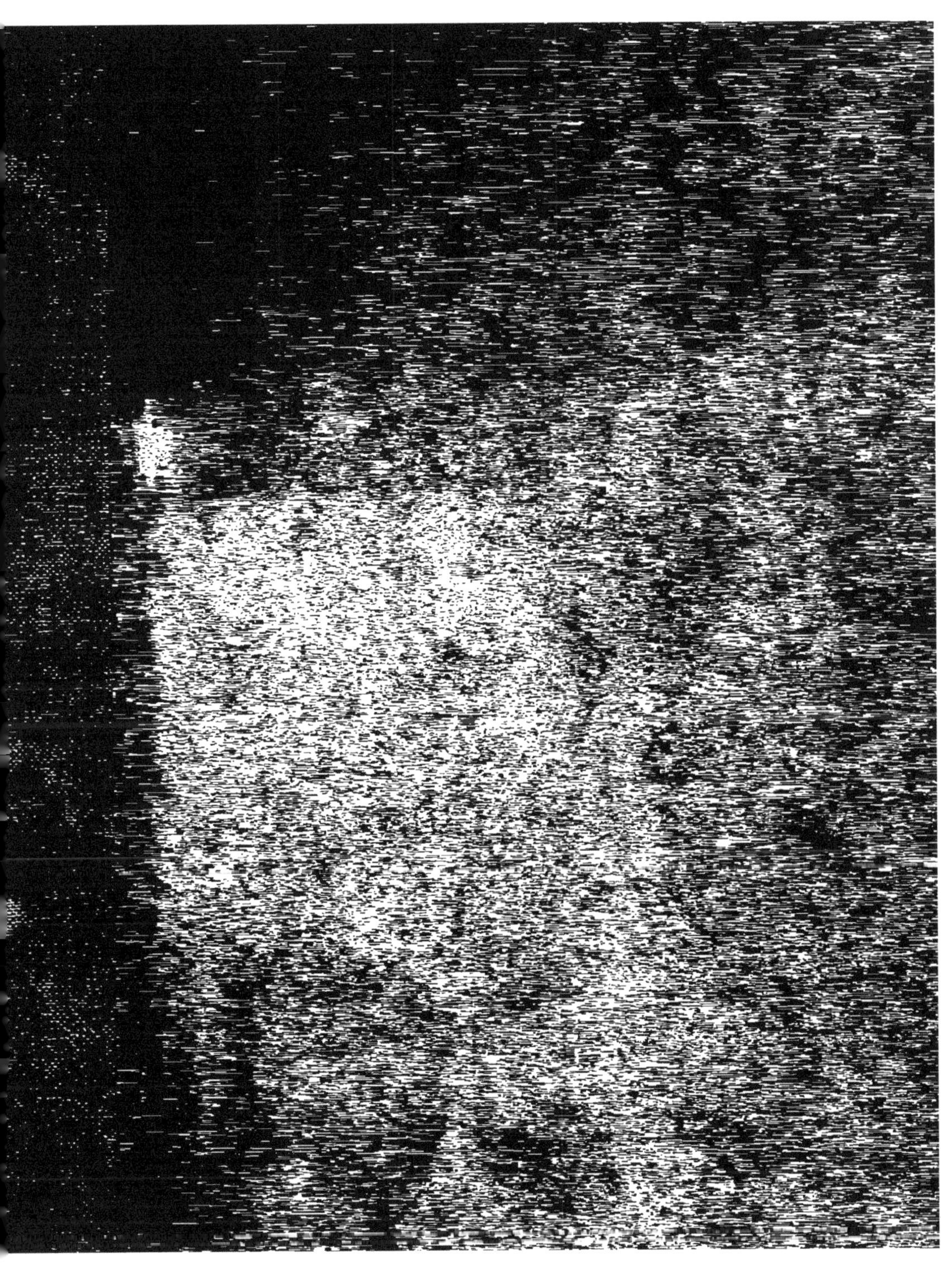

MÉMOIRE SUR LE TACT

ET LES

SENSATIONS CUTANÉES,

Par M. Gerdy,
Professeur à la Faculté de médecine de Paris.

PARIS,
CHEZ H. COUSIN, LIBRAIRE-ÉDITEUR,
RUE JACOB, 21.

1842.

MÉMOIRE

SUR LA SENSATION DU TACT ET LES SENSATIONS CUTANÉES.

Extrait de la partie inédite de la physiologie du professeur GERDY.

—

Les sensations tactiles sont produites par le contact des corps avec la peau ou avec l'origine des membranes muqueuses, aux ouvertures naturelles de la peau ; mais toutes ces sensations de contact ne sont pas des sensations tactiles.

Des diverses espèces de sensations de la peau. Je suis obligé de rappeler des principes que j'ai déjà établis et prouvés ailleurs (1). Les auteurs confondent, sous cette dénomination, des

(1) Voy. Archiv. général. de médecine, 1839, p. 133, Rech. sur les sensations en génér.

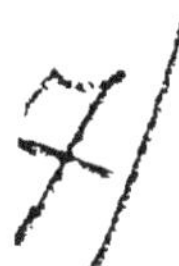

impressions fort différentes que l'analyse distingue. Ils désignent même, sous ce nom, les douleurs causées par l'action des corps sur les parties sensibles les plus profondes, comme le tronc des nerfs ou de la moelle épinière. La raison ne permet point de confondre ces dernières sensations avec les autres, parce qu'elle ne révèlent que fort peu de chose à l'esprit, savoir la connaissance d'une impression, douloureuse ou non, causée par la présence et par l'action d'un corps étranger. Nous avons cru devoir les distinguer sous le nom de *sensations physiques générales*, pour les tirer du chaos où elles restaient confondues. Nous allons voir que la peau nous présente des sensations de ce genre, et en outre des sensations de chatouillement et des sensations tactiles.

1° Le choc d'un corps, l'action d'un caustique, celle d'un corps très chaud ou très froid, du mercure congelé, par exemple, ne nous donnent aucune notion précise ni spéciale de l'excitant qui les engendre. Ces notions sont si vagues, que des personnes qui ont reçu dans leur main du mercure congelé se sont cru brûlées. Je me les suis aussi procurées, ces sensations, pour les étudier; j'ai reçu dans mes mains, j'ai pressé entre mes doigts de l'acide carbonique et du mercure congelés et quoique j'apportasse beaucoup d'attention à l'impression que je ressentais, elle m'a paru ressembler beaucoup plus à celle du feu qu'à celle de la glace.

Je dirai en passant, et par digression, que l'on a d'ailleurs exagéré l'intensité et le danger de cette impression ; que l'on peut manier facilement le mercure, et surtout l'acide carbonique congelé. J'ai pétri ce dernier dans mes mains; je l'ai tenu pressé au moins une minute entre mes doigts : l'épiderme a blanchi, comme dans la brûlure, la peau a jauni comme si elle eût été gelée. J'en ai éprouvé une douleur de brûlure profonde, qui me fit craindre une eschare; mais, quelques minutes après, l'épiderme et la peau avaient repris leurs propriétés. Si l'expérience était poussée beaucoup plus loin, et malgré la douleur, n'en pourrait-il pas résulter une eschare? Je le crois ; je n'en doute même pas ; mais enfin, je n'ai fait cette expérience, ni sur moi, ni sur les animaux. Voilà des exemples de sensations physiques générales de la peau, de sensations qui ne donnent que la notion de la présence d'un corps étranger de la douleur.

2° Les impressions que causent les mouvements des barbes d'une plume promenée sur les lèvres, d'un cheveu tombé sur le visage, des doigts passés légèrement sous la plante des pieds, ne sauraient être confondues avec les précédentes; car elles tiennent à des excitants tout spéciaux, s'observent plus particulièrement dans certaines régions de la peau que dans d'autres, et y sont proportionnément plus développées que les autres ; ce sont *des sensations physiques spéciales de chatouillement.*

3° Les sensations cutanées qui nous procurent la connaissance du nombre de certains corps, de leur situation, de leurs connexions respectives, de leur étendue, de leur direction, de leur forme, de leur consistance, des notions approximatives de leur température, etc., ne sont-elles pas profondément distinctes des deux genres précédents ; et n'est-ce pas à celles-là qu'on doit réserver le nom *de sensations tactiles,* puisqu'elles ne peuvent être acquises que par les organes du tact ? Remarquons-le, néanmoins, les sensations tactiles s'accompagnent toujours d'une sensation physique générale, parce qu'elles ne peuvent donner la connaissance des qualités tactiles, sans nous avertir de la présence et du contact des corps.

La spécialité des sensations de la peau et de l'origine des membranes muqueuses est déterminée par l'excitant qui les cause, par les points de la peau qui en sont le théâtre, par la sensibilité spéciale dont ces points sont doués; enfin, comme toutes les sensations, elles sont modifiées dans les effets qui en découlent par l'attention et la réflexion. De là autant de modes des sensations cutanées qui méritent d'être examinés chacun en particulier.

Analyse des phénomènes élémentaires des sensations du tact. L'épiderme répandu à la surface de la peau, et de l'origine des membranes muqueuses, protége ces membranes contre les excitants qui en mettent en jeu la sensibilité. Ces membranes néanmoins, en ressentent l'action affaiblie et émoussée, sans que l'on sache si dans le fait de la sensation il se passe autre chose que l'impression même. Il y a donc au moins deux faits dans toutes les sensations physiques de la peau et de l'origine des membranes muqueuses : 1° protection mécanique de l'organe sentant par l'épiderme qui affaiblit et émousse l'excitation ; 2° sensation au moyen du derme, second fait qui est un phénomène vital. D'ailleurs, rappelons-nous que les sensations de la peau consistent dans une sensation physique générale, dans une sensation physique spéciale, ou de tact, ou de chatouillement. Bien que des sensations analogues se manifestent à l'origine des membranes muqueuses, je n'en parlerai qu'à l'occasion des fonctions auxquelles elles se rapportent.

1° *Des modes des sensations cutanées suivant les excitants qui les produisent.* Ces excitants sont nombreux. Nous allons en parler en même temps que des sensations qu'ils déterminent. La *température* donne lieu aux sensations de *froid* ou de *chaleur*, suivant son élévation thermométrique. Tout le monde connaît le caractère particulier de ces sensations pour les avoir éprouvées.

Les physiciens et les chimistes expliquent la

température des corps par la présence du calorique libre ou manifeste dans les corps, les différents degrés de leur température par la quantité relative de leur calorique, le froid par des quantités d'autant plus faibles de calorique que le corps est plus froid, et la chaleur des corps par des quantités d'autant plus considérables de calorique que les corps sont plus chauds.

En réalité, la température paraît n'être qu'une propriété des corps, et rien ne prouve qu'elle tienne à un principe subtil, infiltré dans la matière, si je puis parler ainsi. En effet, on ne voit, on ne sent jamais que des corps chauds, et le calorique ne se montre jamais isolé des corps.

Quoi qu'il en soit de la vérité de la théorie du calorique, nous entendons par l'expression de froid toutes les températures qui nous en font éprouver la sensation. Soumis à la sensibilité différente des individus, et surtout à la diversité des circonstances, le froid varie beaucoup dans ses effets; néanmoins il est des températures au-dessous et au-dessus desquelles l'homme sain éprouve constamment une sensation de froid ou de chaleur, et il est une moyenne à l'amplitude de ces différences que l'on peut regarder comme une température qui ne nous cause, ni froid, ni chaleur. Mais quelle est-elle? Elle serait, selon Cullen, de 13° + 0 R., et de 14, suivant M. Barbier (voyez son *Hygiène.*) Devons-nous le croire? Je ne le pense pas. Il est aisé de voir qu'ils en jugent d'après ce qu'ils éprouvent eux-mêmes, dans leurs courses, à l'air libre, couverts de vêtements suffisamment chauds : mais quel est l'homme qui pourrait demeurer nu, immobile, à l'ombre, à une température de 15° + 0, sans être bientôt transi de froid.

Lorsque nous recherchons la température à laquelle nous sommes indifférents, ou qui ne nous cause, ni froid, ni chaleur, nous devons, comme nous venons de le faire, supposer l'homme *nu*; car il pourrait étouffer de chaleur sous des vêtements très chauds, par une température glaciale; *immobile*, à cause que le mouvement lui permettrait de résister aux froids les plus rigoureux, comme on en a des exemples; à l'*ombre*, car le soleil, en échauffant la partie qu'il atteindrait, rendrait plus supportable le froid auquel seraient exposées les parties plongées dans l'ombre; dans un appartement bien clos où la température serait partout la même, afin que les résultats cherchés ne soient pas troublés par des différences partielles, comme celles qu'apporteraient des courants d'air. On doit même, supposer l'homme plongé, depuis un certain temps, au milieu de cette atmosphère; car le passage brusque d'un lieu très froid dans un lieu qui l'est sensiblement moins, où l'on ne pourrait demeurer sans éprouver du froid, peut le faire paraître chaud. C'est ce qui arrive, lorsqu'au temps de l'hiver, on passe d'une atmosphère glacée dans l'atmosphère réellement fraîche d'une cave, ou que l'on plonge ses mains gelées de froid dans un bain de 15° + 0. Enfin, pour n'en pas dire plus, on doit supposer que le sujet de l'expérience n'est sous l'influence d'aucune excitation, ou endurci par aucun genre d'habitude capable de le faire résister au froid.

Si l'on eût fait ces réflexions, on ne se serait pas trompé sur la température qui produit l'impression du froid, comme l'ont fait Cullen, M. Barbier et bien d'autres encore. Si l'on eût suivi cette marche rationnelle, on ne serait pas tombé dans les erreurs où l'on est tombé sur le rapport de la température extérieure avec la chaleur des organes et de la peau, ainsi que nous allons le démontrer maintenant.

On prétend que « nous trouvons à l'air une qualité chaude très prononcée lorsque le thermomètre marque 22° ou 24°, et que cependant nos organes ont alors une température bien plus élevée que celle du fluide atmosphérique. » D'abord, il ne s'agit pas d'établir, ici, un contraste entre la température extérieure et celle des organes intérieurs ; car, à l'exception des organes respiratoires, il n'en est aucun qui puisse se mettre habituellement en rapport avec l'atmosphère où nous vivons, et c'est réellement par la peau seule que nous apprécions la chaleur de l'atmosphère.

Si, au contraire, on n'a voulu parler que de la peau, il est vrai que l'air nous paraît chaud à une température de 22° R.; mais c'est qu'alors nous nous donnons du mouvement et que nous sommes plus ou moins vêtus : aussi n'allons pas croire qu'il en serait de même si nous restions nus et immobiles! Et d'ailleurs, en fût-il ainsi, il resterait à démontrer que cette température est réellement et sensiblement inférieure à celle de la peau : mais, pour le démontrer, il faudrait connaître celle ci, et elle ne nous est pas connue.

Si l'on a cru que la chaleur de la peau est semblable à celle des autres organes, on s'est abusé. Il est certain, et que la température de la peau n'est pas celle des organes intérieurs, et qu'elle est très variée. En effet, elle est essentiellement soumise aux milieux où nous sommes plongés, à la nature des vêtements qui nous couvrent, aux aliments ou aux boissons que nous digérons actuellement, à l'exercice que nous venons de faire, à la forme même des parties que la peau recouvre, etc. On s'est donc trompé lorsqu'on a estimé la température de la peau d'après celle des viscères; d'après celle de la bouche, comme John Davy (journal de Férussac, *Physiol.*, tome 10, p. 113); d'après celle de l'aisselle, qui s'échauffe par sa conformation même; d'après les résultats que l'on avait obtenus en glissant, comme l'ont fait Dessault et Choppart, un thermomètre sous les vêtements ; car ces vêtements, quand ils sont mauvais conducteurs du calorique, conservent à la surface du corps une chaleur qui l'excite et l'échauffe jusqu'à amener la sueur. Nous croyons que, pour apprécier la température de la peau, il faut suivre les règles que nous avons tracées plus haut : placer le sujet de l'expérience dans un appartement bien clos, où la température soit partout égale, l'élever graduellement, et aussi juste que possible, au point où elle ne cause, ni chaleur, ni froid, quelle que soit la durée du séjour que l'on y fasse, etc. Il est probable qu'alors on trouverait la température extérieure et la chaleur de la peau à peu près égales, sauf la différence qu'apporterait nécessairement l'habitude de la température à laquelle on est ordinairement soumis, et de légères différences qui pourraient échapper à la sensibilité de la peau.

Ne paraît-il pas probable, en effet, que si la température extérieure était plus basse que celle de la peau, celle-ci finirait par en être incommodée, et toujours alors par transpirer moins abondamment ?

Mais à quoi bon rester dans les suppositions, quand nous avons des faits pour nous éclairer ? Les expériences de Marteau sur lui-même et sur d'autres individus, celles de Parr et de Marcard, démontrent que le bain accélère ou ralentit la circulation, suivant qu'il paraît plus chaud, ou qu'il le paraît moins à la sensibilité de la peau : dès lors, elles nous fournissent un moyen assez bon pour apprécier le rapport de la transpiration extérieure à celle de la peau. Toute température qui, après que l'on y sera demeuré soumis pendant un certain temps, quelques heures, par exemple, déterminera une sensation de froid et ralentira la circulation, sera plus basse que celle de la peau, et *vice versâ*. Or, les expériences que je viens de citer prouvent que la température indifférente à la sensibilité de la peau varie, suivant les sujets, de 30 à 36° thermom. centig. ; par conséquent, ce doit être, suivant nous, à très peu de chose près, la même que celle de la peau ; et elle se trouve, comme nous l'avons dit, au-dessous de celle des viscères, qui est d'environ 38 degrés. Tels sont aussi à peu près les résultats obtenus par John Davy sur différents peuples de l'Orient, dont il étudia la température, en plongeant son thermomètre sous la langue et sous l'aisselle des individus qui se prêtèrent à ses recherches. A une exception près, l'instrument monta depuis 35 jusqu'à 37°, et tout près de 38° sous l'aisselle, et de 36 à 39° sous la langue, indiquant ordinairement un degré de plus sous la langue que sous l'aisselle. (Voyez journal de Férussac, section de médecine, t. 10, numéro 35.)

Tout le monde sait qu'une sensation d'un froid même modéré est pénible, et que celle d'un froid très vif est cuisante et pénible; que celle d'une chaleur modérée est agréable, que celle de la brûlure est encore cuisante et douloureuse. Je dois ajouter que la sensation d'une température de 25° + 0 est fatigante pour les hommes vêtus; qu'il y a d'ailleurs d'assez nombreuses différences sous le rapport des degrés de température + ou — 0 que chacun peut supporter sans peine. Sous ce rapport, les enfants qui marchent, déjà, et les femmes paraissent moins sensibles au froid.

La *sècheresse* et l'*humidité* donnent lieu, comme le froid et la chaleur, à des sensations particulières que tout le monde connaît, et dont il serait impossible de donner une idée par des définitions à qui ne les aurait pas éprouvées.

Dans toutes les impressions dont je viens de parler, il y a à la fois, sensation physique générale qui ne donne que l'idée de la sensation, et impression tactile qui donne une idée plus précise des propriétés des corps qui la produisent.

La *pesanteur d'un corps* n'agit guère que sur la sensibilité physique générale de nos parties, lorsque celles-ci sont comprimées entre un plan solide qui les soutient et le corps qui les presse de son poids. Quand, au contraire, nous soutenons un fardeau sur les épaules ou avec les mains, nous sentons le poids du fardeau par la sensation physique qu'il cause à la peau et par la sensation d'activité organique de la contraction des muscles qui agissent pour soutenir le fardeau. Et cette sensation organique est tellement supérieure à l'autre, si le fardeau est pesant, que nous jugeons beaucoup mieux du poids de celui-ci, par la sensation de l'action musculaire que par la sensation physique de la peau.

Dans les deux cas dont je viens de parler, il y a sensation physique générale de la peau et des parties molles sensibles sous-jacentes ; il y a sensation d'activité musculaire, et même sensation tactile, à la surface de la pean ; car, avec de l'attention, dans le premier cas nous distinguons jusqu'à un certain point les différents degrés de pression auxquels nous sommes soumis.

La *consistance* est la résistance que nous oppose la cohésion des corps, lorsque nous les comprimons et que nous faisons un effort qui tend à séparer leurs particules. Mais cette impression est complexe ; elle résulte encore d'une sensation physique générale, d'une sensation tactile de pression, d'une sensation organique d'activité musculaire, et c'est plus par la dernière que par la première que nous apprécions la consistance ferme et solide des corps. Comme la sensation physique générale se mêle à toutes les impressions ressenties par la peau, ainsi que je l'ai déjà dit, je ne le répèterai plus dans les analyses que je donnerai ultérieurement des sensations cutanées.

Très considérable dans les corps durs, la consistance est faible dans les corps mous, plus faible encore dans les liquides, et même nulle en apparence, dans les gaz et en particulier dans l'air tranquille, tant il nous est facile d'en déplacer les parties par les mouvements de notre corps ou de nos membres : cette résistance est cependant très sensible dans l'eau que nous frappons vivement avec la paume de la main ouverte.

Disons, tout de suite, un mot du *ressort* des corps, dont on pourrait confondre l'influence excitante avec celle qui produit la consistance : c'est la propriété qu'ont les corps élastiques de céder en opposant une certaine résistance à la force qui les distend ou les comprime. Lorsque nous pressons un corps de ce genre dans nos mains, ou entre nos doigts, nous éprouvons encore une sensation de tact par la peau et une sensation organique d'activité musculaire par l'effort que nous faisons; et c'est uniquement celle-ci qui nous fait connaître le ressort du corps comprimé : le tact ne peut rien à cet égard. Je n'en parle que pour éviter toute méprise sur ce sujet et préparer aux observations que je vais faire.

Les physiologistes, confondant ordinairement la consistance des corps avec l'*impénétrabilité*, professent que le tact nous fournit la notion de l'impénétrabilité. C'est, je crois, une erreur : l'impénétrabilité ne tombe pas sous les sens. Disons, pour le faire comprendre, que les corps occupent deux espaces différents, un espace *apparent* qui est donné par l'étendue qu'ils présentent à nos sens, et un espace *réel* qui n'est occupé que par leurs molécules (Pouillet, *Éléments de Physique*, t. 1, p. 25) laissant entre elles des espaces où des gaz et de l'eau peuvent parfois s'introduire : l'espace réel est toujours moindre, par conséquent, que l'espace apparent. Eh bien! par l'expression d'impénétrabilité, les physiciens n'entendent point la résistance qu'un solide oppose à la pression de la main, mais la propriété qu'a un corps d'exclure tout autre corps de l'espace réel occupé par ses molécules, ou, si l'on veut, d'occuper par sa substance un espace indépendant des intervalles moléculaires ou des pores dont il est creusé.

L'impénétrabilité des physiciens est donc la même dans tous les corps, dans l'air comme dans l'eau, dans l'eau comme dans le diamant, et dans le diamant comme dans le fer : elle ne peut donc pas être la cause de leurs différences de consistance ou de leur solidité. Ne tombant pas sous les sens, elle est une déduction opérée par le jugement.

Le *mouvement* agit comme les excitants dont je viens de parler. Sur le tact, il produit une sensation de pression, ou une sensation de choc s'il a une grande vitesse : dans les muscles, s'il a une intensité suffisante, il cause la sensation

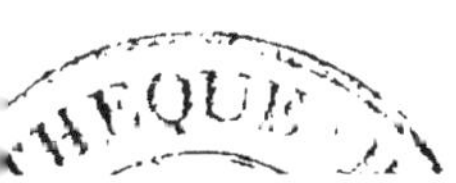

organique de l'action musculaire, parce qu'il les oblige à se contracter pour s'y opposer. Ces sensations sont très prononcées quand nous luttons contre un courant d'eau très fort, ou contre un vent impétueux qui arrête ou ralentit notre marche.

Toutes les sensations précédentes, à l'exception de celles que cause la température, sont donc des sensations tactiles de pression qui se compliquent presque toujours encore de la sensation organique de l'activité musculaire.

Quand nous posons la main *sur un ou plusieurs corps*, sur une ou plusieurs saillies d'un même plan, nous en éprouvons autant de sensations tactiles qu'il y a de corps ou d'éminences qui nous touchent, mais ces sensations sont insuffisantes pour nous faire distinguer si ce sont autant de saillies d'un même corps ou autant de corps.

Quand nous posons la main sur un corps, qu'elle l'embrasse à la fois tout entier, nous pouvons apprécier son étendue; mais si la main ne peut pas l'embrasser, quoiqu'il soit peu étendu, nous pouvons le connaître encore par le toucher, parce que la main peut en parcourir toute la surface et qu'en un mot il est *tangible*. Que quelqu'un pose, au contraire, la main sur un monument, sur un palais par exemple, il ne peut en apprécier l'étendue, par la main, parce qu'elle est trop considérable pour être tangible. Rappelons-nous bien cette importante distinction des étendues tangibles et non tangibles : nous en aurons besoin plus tard.

Par la sensation du tact nous pouvons jusqu'à un certain point apprécier *la situation relative* des corps peu étendus, peu volumineux. Quand nous nous appuyons contre un arbre, nous pouvons, par la sensation que le tact du corps nous fournit, apprécier s'il est oblique, par rapport à nous et, par la sensation du plan du sol où reposent nos pieds, s'il est oblique ou perpendiculaire au plan où il est fixé. Quand, dans l'obscurité, nous posons les doigts sur les aiguilles d'une montre, nous en sentons assez bien la *direction* pour pouvoir déterminer l'heure que marque la montre. Quand je dis que nous sentons la direction, il est évident que c'est pour abréger et ne pas dire que nous éprouvons une sensation qui nous permet de déterminer la direction des aiguilles. S'il m'arrive de me servir encore d'expressions semblables, je ne les rectifierai plus, car les sens ne font que sentir et c'est l'intelligence qui perçoit, qui juge et reconnaît les caractères et les qualités des choses.

Par la sensation des faces, des bords, des angles, des saillies et des prolongements des corps dont l'étendue est tangible, nous pouvons apprécier leur *forme*. Il nous est bien plus facile encore d'apprécier si leurs surfaces sont polies, leurs bords tranchants ou arrondis, leurs angles aigus, leurs prolongements réguliers ou irréguliers.

De toutes les sensations tactiles dont nous venons de parler, celles des propriétés de la température, de la sècheresse ou de l'humidité, de la pesanteur, de la consistance et du mouvement des corps, nous arrivent immédiatement à l'esprit et nous donnent la connaissance des causes qui les excitent sans travail sensible de la pensée. Il n'en est pas de même des secondes propriétés, du nombre, de l'étendue, de la situation, de la direction et de la forme; nous ne les connaissons que par l'intermédiaire des premières : par les sensations réunies de la température, de la sècheresse, de la consistance, appréciées sur un ou plusieurs corps, suivant une étendue, une situation, une direction et une forme déterminée que nous reconnaissons par ces caractères matériels.

Ainsi par le tact, guidé, il est vrai, par la volonté et par l'attention, nous pouvons arriver à connaître la température, la sècheressse, le poids, la consistance, le ressort, le mouvement, et même le nombre, la situation, l'étendue, la direction, la forme d'un corps tangible, en particulier, et par ces notions particulières nous nous élevons à l'idée générale de ces propriétés.

2° *Des modes des sensations cutanées, suivant les parties qui les éprouvent, et de la sensibilité spéciale qui paraît se montrer dans plusieurs de ces parties.*

La pression prolongée des corps durs sur la peau finit par devenir douloureuse, surtout dans les régions du corps où cette membrane repose sur les os, comme au crâne, aux coudes, aux genoux et au devant des jambes. Les chocs violents y causent des douleurs vives. La pression des corps durs et les chocs sont cependant émoussés, à la tête, par les cheveux. La pression l'est aussi, à la plante des pieds, et même à la paume des mains, à la surface palmaire des orteils et des doigts par un épiderme épais et des coussins fibreux et graisseux sous-cutanés, élastiques. La peau de ces dernières parties a, d'ailleurs, réellement une sensibilité physique obscure. Ce fait est d'autant plus remarquable qu'on l'a toujours présentée comme fort délicate. Cette sensibilité obscure est en harmonie avec les fonctions des pieds et des mains qui ont beaucoup de dures pressions, de frottements pénibles et de violences physiques à supporter. La peau des parties antérieures et latérales du corps, du cou, et surtout de la face, est bien plus sensible aux frottements et aux coups que celle de la surface palmaire des mains, les doigts y compris. Une chiquenaude donnée au visage produit une vive douleur ; au bout du nez, elle nous arrache des larmes, à la pulpe des doigts et surtout à la paume des mains, on ne fait que la sentir. Voyez ces villageois qui jouent à la main chaude, ils s'assomment et ils en rient ! Qui oserait recevoir de pareils coups sur le dos, à nu, et surtout sur la figure? Qui oserait recevoir sur les joues les férules que le magister administre correctionnellement à ses écoliers? Quand nous avons froid aux mains, nous les frottons l'une contre l'autre, les cochers se les frappent avec violence contre les flancs: qui oserait se frotter et se battre ainsi le visage?

Toutes ces sensations sont, à la fois, des impressions physiques générales qui prouvent que la sensibilité dont elles dépendent est bien moins développée à la plante des pieds, à la paume des mains, qu'au visage et dans d'autres parties du corps. Mais ce n'est pas seulement à ces excitations mécaniques que les mains se montrent infiniment moins sensibles que beaucoup d'autres parties de la peau. Elles le sont bien moins encore à certaines excitations particulières.

La peau des genoux, chez certaines personnes est singulièrement sensible aux mouvements légers du *chatouillement*. Chez beaucoup de personnes, le chatouillement des flancs et de la plante des pieds est un supplice insupportable qui excite un rire convulsif involontaire, qui est capable de causer de très graves accidents et la suffocation. Ne voit-on pas des personnes si sensibles au chatouillement des genoux, des flancs, que le moindre geste pour les y toucher les fait bondir involontairement? Souvent un cheveu tombé sur le visage nous tourmente par la même sensation. A la main, à la pulpe des doigts, on n'en sentirait pas la présence. Une mouche qui court sur la figure y produit un chatouillement qui nous oblige à la chasser.

Il faut une patience stoïque pour résister à celui que causent de légères frictions faites sur la face, sur les lèvres surtout, avec les barbes d'une plume ou tout autre corps léger. Que d'attention ne faut-il pas pour les distinguer à la paume des mains, à la pulpe des doigts! et encore on ne peut souvent y parvenir.

La sensibilité des lèvres en est si vivement excitée, qu'un homme endormi se réveille, se fâche contre l'indiscret qui s'est permis de troubler ainsi son sommeil, et qu'il se frotte longtemps les lèvres pour apaiser la démangeaison qui le tourmente. Le chatouillement produit-il jamais de pareils effets à la paume des mains, à la pulpe des doigts?

Comment se fait-il que des faits aussi vulgaires n'aient pas attiré l'attention des physiologistes, et qu'ils se soient incessamment complus à vanter la haute sensibilité des mains et des doigts, et à la présenter comme étant plus délicate que celle de toutes les autres parties de la peau? Comment? C'est que, pour la question qui nous occupe, au lieu d'étudier, tout simplement, la sensibilité dans les diverses parties de la peau, ce qui eût été facile, les physiologistes l'ont étudiée dans le développement proportionnel des nerfs et des papilles nerveuses, qui ne pouvait pas la leur faire connaître aussi sûrement que l'expérience. C'est qu'enfin à défaut de lumières propres à les éclairer, ils ont supposé que les nerfs sont les seules parties sensibles ; 2° que les papilles de la peau sont éminemment nerveuses ; 3° que ces papilles sont conséquemment le siége de la sensibilité ; 4° qu'enfin ces papilles, étant plus développées aux doigts qu'ailleurs, elles devaient y rendre la sensibilité de plus en plus exquise. Voilà comme, de suppositions en suppositions, et fermant les yeux à la vérité, ils ont fait à cet égard tout un roman.

Si l'on répliquait à ces réflexions que la sensibilité de la peau des mains n'est obtuse à des excitations mécaniques légères que parce que l'habitude en a, par des contacts et des frottements répétés, émoussé la sensibilité, cette explication, exacte ou non, ne ferait que confirmer le fait, et la justesse de l'explication resterait à prouver. Je dois dire maintenant que si, malgré la sensibilité obtuse de la surface palmaire des mains et des doigts, les mains sont le principal organe du toucher, elles le doivent, surtout, à leur forme, à leur grande mobilité qui leur permet de s'appliquer à la surface des corps, de s'y mouler, pour ainsi dire, plus exactement qu'aucune autre partie.

La main le doit peut être aussi à une sensibilité spéciale, la sensibilité tactile. Je n'ose pourtant pas affirmer que la sensibilité physique générale et la sensibilité tactile soient dans la peau deux facultés absolument différentes, quoique bien distinctes des sensations tactiles.

Enfin, dans les caresses de l'amour, des sensations voluptueuses particulières se développent aussi aux organes de la reproduction.

Ces sensations n'appartiennent plus, il est vrai, à celles de la peau, mais bien aux muqueuses des organes génitaux et à certains tissus qui en sont revêtus, tels que les tissus érectiles du pénis et du clitoris.

Dans l'exposition des faits dont je viens de présenter le tableau, je me suis toujours éclairé de l'observation et de l'expérience, et si les résultats que je viens d'avancer manquent d'exactitude, ce ne sera pas du moins pour m'être abandonné aux illusions de l'imagination. Mais comme les différents points de la peau n'ont, relativement les uns aux autres, ni le même degré de sensibilité, ni absolument les mêmes espèces de sensibilité chez tous les individus, il est bien probable que les résultats que j'en ai présentés ne sont pas rigoureusement exacts chez tout le monde. Mais quelques différences qu'on observe à cet égard dans la sensibilité, il sera toujours évident, 1° que la peau de la pulpe des doigts n'est pas douée d'une sensiiblité physique générale plus exquise que toutes les autres parties de la peau ; 2° que la peau offre, dans certains points de son étendue, une sensibilité au chatouillement qui n'existe pas dans les autres, et qui est une sensibilité physique spéciale distincte de la sensibilité tactile et de la sensibilité physique générale,

La sensibilité offre d'ailleurs des particularités remarquables chez quelques personnes. Ainsi Pechelin a vu l'irritation du conduit auriculaire causer le vomissement, et Grétry éprouvait une sensation singulière à l'estomac, en se touchant le conduit auriculaire pour l'approprier ; j'éprouve une sensation de piqûre dans l'épaisseur du cou et immédiatement au-dessous du pharynx quand je fais la même opération.

3° *Du mode du tact inattentif, ou du tact proprement dit.* Lorsqu'un corps nous touche inopinément et instantanément, lorsque nous en sommes brusquement heurtés, sans penser à son action, nous en éprouvons une sensation qui tantôt éveille notre attention, tantôt est trop faible pour y parvenir. Lorsque la sensation est assez vive pour exciter l'attention, l'intelligence apprécie confusément la sensation, elle l'apprécie mal, faute d'une durée suffisante dans la sensation. Dans ce cas cependant, il est encore possible que nous prenions une idée assez exacte de la consistance, de la pesanteur, de la sècheresse, de la température ou du mouvement des corps, si nous sommes parvenus à un âge où nous avons déjà acquis une certaine expérience. Une sensation vague suffit parfois, alors, pour nous faire même apprécier les caractères matériels du nombre, de la situation, de l'étendue, de la direction et de la forme, lorsqu'ils ne sont pas compliqués, tandis que nous ne le pourrions jamais dans les premiers temps de l'enfance. Supposez que nous soyons frappés à la fois de plusieurs coups de bâton, nous pouvons très bien les distinguer, ainsi que les parties qu'ils ont atteintes; nous pouvons reconnaître le nombre des coups reçus, apprécier la direction, le volume approximatif, la forme unie ou noueuse du bâton dont on nous a frappé, quoique les coups nous aient été portés au moment où nous y pensions le moins et n'aient duré qu'un instant incommensurable.

Quand nous nous appuyons un instant à terre avec la main pour nous asseoir, il n'est pas nécessaire que nous soyons attentifs pour reconnaître si notre main porte à nu, sur une ou plusieurs pierres ou sur une couche molle de feuilles et de mousse, et pour reconnaître si les pierres sont grosses ou petites, unies ou raboteuses. Nous apprécions tout cela, sans attention préliminaire ni simultanée, à la sensation, par suite de l'expérience que nous a donnée l'habitude de sentir.

Dans ces différents cas, quoique la sensation soit instantanée et cesse au moment où l'attention s'éveille, le souvenir, tout frais, qui nous en reste permet au jugement de la comparer avec les sensations analogues éprouvées antérieurement, d'en reconnaître l'analogie, et de les apprécier assez bien, par comparaison, malgré leur instantanéité.

Dans le cas où la sensation n'éveille pas l'attention, soit parce qu'elle n'est point assez vive, soit parce que l'esprit est trop occupé d'autre chose, et par conséquent trop distrait, nous n'avons la conscience d'aucune des sensations qui nous frappent, parce que la perception ne peut s'accomplir sans attention, ou du moins si l'attention éveillée par la sensation même n'entre en exercice immédiatement après l'excitation sensoriale.

Nous ne parlerons pas ici des illusions dont le tact proprement dit peut être la dupe, parce que devant démontrer ces illusions dans le toucher lui-même, on ne trouvera pas étonnant que le tact se trompe quand le toucher s'égare.

Effets. Le tact inattentif ne nous donne guère que les idées qui découlent immédiatement et directement des sensations physiques générales. Ces sensations ne nous fournissent jamais que des données vagues et peu précises, et nous nous tromperions toujours sur leur évaluation rigoureuse. Ainsi, nous pouvons bien apprendre par le tact que deux corps sont plus ou moins durs, pesants, humides ou chauds; mais nous ne pouvons savoir précisément la différence qu'il y a entre eux sous ce rapport. Il y a même des circonstances, comme nous l'expliquerons à l'article des influences relatives au toucher, qui nous font tomber à cet égard dans de grandes erreurs.

Les explications dans lesquelles nous sommes entrés, sur ce que nous entendons par sensation de froid et de chaleur, nous en ont fourni déjà la preuve. Quant aux idées qui naissent secondairement du tact, c'est-à-dire celles du nombre, de la situation, de l'étendue, de la direction, de la forme, elles ne nous arrivent nettes et précises que lorsque nous y apportons beaucoup d'attention, comme nous allons le dire à l'occasion du toucher.

Du tact attentif ou du toucher. Le toucher n'est, en effet, rien autre chose que le tact attentif. Ce n'est pas plus un sens, comme nous le répétons à satiété, que l'action de regarder, d'écouter, de flairer et de goûter : c'est l'action attentive du tact dont, par un usage particulier, on a fait, souvent, un substantif, comme on pourrait dire le *regarder*. Il diffère donc essentiellement du tact proprement dit. Dans celui-ci, l'attention n'agit pas ; dans le toucher, l'attention précède ou accompagne l'action du tact ; en sorte que l'intelligence écoute, si je puis ainsi dire, la sensation au moment où elle lui parle ; en d'autres termes, au moment où l'esprit est prêt à percevoir, à juger les impressions que le sens va recevoir. Je ne puis partager l'opinion de Richerand qui ne veut point admettre de distinction entre le tact et le toucher et qui fait remarquer lui-même qu'il a toujours employé les mots de *tact* et de *toucher* comme des expressions synonymes ; les effets du tact et du toucher sont trop différents pour les désigner sous le même nom. Par cela même que le toucher est attentif ordinairement, et peut être toujours volontaire, c'est un acte complexe, un phénomène bien plus compliqué que le tact proprement dit, ainsi que nous l'avons déjà annoncé.

Attention, mouvements volontaires ou instinctifs, sensations et souvent sensations de diverses espèces, tels sont les phénomènes qui se passent simultanément dans cet acte composé. Les mouvements promènent la sensibilité tactile sur les corps et l'y font, pour ainsi dire, pénétrer quand ces corps sont fluides; ils lui font recueillir, en quelque sorte, une moisson d'impressions que l'attention fait apprécier à l'intelligence.

Mais ces mouvements sont volontaires ou instinctifs quand nous les faisons pour obéir à un entiment irréfléchi de curiosité. Nous agissons c mme l'enfant nouveau-né qui dilate sa poitrine, qui suce le doigt qu'on lui présente pour ap aiser ses besoins. Par suite de ces différences dans le tact et le toucher, il y en a de très grandes dans les effets.

Effets. Tandis que les sensations du tact

ne nous font reconnaître qu'imparfaitement les propriétés immédiates de la consistance, de la pesanteur, de la température, de la sècheresse et des mouvements des corps; tandis que le tact ne nous donne que des notions vagues sur les propriétés médiates ou secondaires du nombre, de la situation, de l'étendue, de la direction, de la forme des corps placés à notre portée, le toucher nous les fait connaître avec beaucoup plus de précision et d'étendue, quoique à lui seul il ne puisse nous en donner des idées parfaites. Quand les corps sont trop étendus pour que nous puissions, par le tact, sentir d'un coup, et à la fois, toute la surface et fournir à l'intelligence les moyens d'apprécier leur étendue et leur direction, le toucher seul peut y parvenir, en parcourant successivement toute leur surface; tous les corps qui tombent dans le rayon d'activité de nos bras, dans la sphère d'action de nos mains, si je puis parler ainsi, sont facilement énumérés par le toucher; en les explorant, tour-à-tour, ainsi que les espaces qui les séparent, en tenant un compte exact des lignes de direction qui les unissent, il peut, à lui seul, nous apprendre la situation réciproque de quelques corps, pourvu qu'il n'y ait rien de compliqué. Dans tout autre cas, il lui faudrait le secours de la vue, qui est beaucoup plus puissante, ainsi que nous l'avons démontré.

Le toucher nous fait, jusqu'à un certain point,

connaître la forme des corps, en explorant avec attention toutes leurs parties, leurs prolongements, leurs rétrécissements, leurs renflements, leurs surfaces, leurs bords, leurs angles, et tenant un compte aussi exact que possible de leur disposition réciproque, de leur direction et de tous les autres caractères matériels. Si l'on croyait certains auteurs, le toucher pourrait, à cet égard, fournir des lumières si vives à l'intelligence, qu'on aurait vu le sculpteur Gamibasius faire, quoique aveugle, des bustes parfaitement ressemblants, par le seul secours du toucher. Cependant, ce sens, en apparence si grossier et si inférieur aux autres sens, pour le vulgaire, a parfois assez de finesse pour distinguer même quelques couleurs. L'amour du merveilleux et le défaut de critique ont fait encore adopter à cet égard bien des croyances absurdes. Pour moi, je l'avoue, la raison ne me permet pas de croire que les plus habiles en ce genre aient jamais distingué plus de quelques couleurs peintes sur une surface où elles faisaient un relief plus ou moins sensible. Je ne crois point que l'on puisse distinguer au toucher la couleur des fleurs, ni celle des minéraux, ni celle des animaux, ou du moins, je crois qu'on peut, tout au plus, la distinguer sur quelques-uns de ces corps, par certaines qualités tactiles que l'habitude peut apprendre à distinguer; c'est, d'ailleurs, chez de malheureux aveugles seulement qu'on a pu voir le toucher suppléer l'œil en partie, par cette exquise délicatesse. Aussi le toucher est, chez tous les hommes, aussi aveugle pour les couleurs que l'œil est sourd à l'excitation des sons.

La puissance du toucher est assez grande, d'ailleurs, pour n'avoir pas besoin d'être exagérée, assez admirable pour n'avoir pas besoin qu'on y ajoute du merveilleux. Le génie de Buffon était assoupi quand il écrivait, en parlant des sens de l'homme en général: « C'est par le toucher seul que nous pouvons acquérir des connaissances complètes et réelles. C'est ce sens qui rectifie tous les autres sens, dont les effets ne seraient que des illusions et ne produiraient que des erreurs dans notre esprit, si le toucher ne nous apprenait à juger. » Sans doute, dans le temps de l'éducation des sens, à l'aurore de la vie, le toucher rectifie, complète et perfectionne parfois la notion de l'étendue tangible que l'esprit acquiert par la vue ; mais plus tard, quand l'éducation de l'intelligence est faite, sert-il à cet usage, et l'œil ne suffit-il pas à l'entendement?

Il *complète* nos idées, il *rectifie* presque tous les sens!..... et comment pourrait-il nous faire mieux connaître les odeurs, les sons ou les couleurs que l'odorat, l'ouïe ou l'œil?

Comment même parviendrait-il à apprécier les étendues trop considérables pour qu'il puisse s'y appliquer ; par exemple, la hauteur d'une montagne, la longueur d'un chemin, la vaste étendue des mers, et l'immensité du ciel? Comment Buffon pouvait-il dire : « C'est en transportant son corps d'un lieu à un autre que l'enfant peut acquérir cette idée de la distance » (1), lui qui dit en propres termes : « Le sentiment qui résulte du toucher ne peut être excité *que par le contact* de l'application immédiate (2). » Les distances considérables ne présentent-elles pas des étendues trop grandes pour être tangibles? C'est la sensation organique du travail de la marche et, en même temps, la vue des objets successivement dépassés, en suivant une direction droite ou peu tortueuse, qui nous donnent une idée confuse de la hauteur d'une montagne, de la longueur d'un chemin; et c'est par les mathématiques que nous en prenons une idée précise.

Enfin le toucher ne manque pas seulement des hautes prérogatives que lui ont assignées, tour à tour, des hommes du plus grand mérite, et pour être moins sujet aux illusions que la vue, il n'est cependant pas infaillible; il trompe aussi quelquefois l'intelligence et, surtout, il la trompe bien plus souvent qu'on ne le pense.

Ainsi le toucher ne nous trompe-t-il pas sur la consistance, sur le poids, sur la température, sur la sècheresse, sur les mouvements des corps,

(1) Du sens de la vue dans l'homme.

(2) Des sens en général dans l'homme.

c'est-à-dire sur toutes les qualités physiques? Ai-je besoin de dire qu'il nous trompe aussi sur leur forme, leur direction, leur étendue, leur situation et leur nombre? Ce sont là des caractères qu'il ne peut reconnaître avec précision que dans un petit nombre de cas. Cessons donc de croire qu'il ne nous égare que très rarement.

Il y a plusieurs espèces de toucher pour l'homme, suivant qu'il agit médiatement ou immédiatement avec telle ou telle autre partie de son corps et qu'elle est ou non engourdie par le froid ou excitée par la chaleur.

Le toucher est immédiat quand il se fait avec la peau nue. C'est le plus parfait de tous, si d'ailleurs la partie sentante embrasse avec exactitude le corps dont elle palpe la surface. Le toucher médiat que nous exerçons, les mains couvertes de gants, est très imparfait; cependant il peut suffire dans quelques cas pour faire connaître les corps, leur nombre, leur étendue, leur direction, leur forme, leur consistance, leur pesanteur, leur température même et leur mouvement; ou du moins il peut suffire pour nous en donner quelques idées.

L'aveugle qui marche en explorant et palpant incessamment de son bâton l'espace, la terre et les corps voisins, les touche de plus loin afin d'être prévenu à temps, pour ne pas s'y heurter ou tomber dans un abîme.

Ce toucher si grossier est plus précieux pour

l'aveugle que la main la plus adroite et la plus sensible. Ayant besoin d'un sens qui l'éclaire à distance pour suppléer autant que possible à l'admirable puissance de la vue qui lui manque, l'aveugle sent bien qu'un bâton sera un œil plus utile pour lui que la main la mieux exercée ; ses besoins de tous les moments le trompent moins que les raisonnements des philosophes et des littérateurs chantant la supériorité du toucher sur celle de la vue (1).

Le toucher s'exerce par toutes les parties du corps ; mais il n'en est aucune dont nous fassions un usage aussi fréquent, aussi avantageux que de la main. Placée à l'extrémité des membres supérieurs, qui sont beaucoup plus légers, beaucoup plus mobiles, beaucoup plus adroits, beaucoup plus libres et presque aussi longs que les membres inférieurs, elle se porte plus rapidement, avec plus d'adresse, plus de liberté aussi et plus loin même que ne le pourrait faire le pied, d'ailleurs toujours fixé à la terre. Elle se porte plus loin, parce que le corps, en se levant ou s'abaissant, se penchant et se redressant, ajoute ses mouvements à ceux du bras qu'il allonge. La simultanéité de ces mouvements augmente le rayon à l'extrémité duquel la main se meut et s'applique aux objets. Elle

(1) Delille l'appelle le *roi des sens*. (Poème de l'imagination.)

les touche avec beaucoup de légèreté, parce que le bras est parfaitement maître de ses mouvements, et qu'elle-même est fort adroite. Aussi l'homme qui s'avance dans l'obscurité, à tâtons et en silence, de peur d'éveiller une personne endormie dont il traverse l'appartement, marche le corps penché, les bras étendus, montant et descendant comme ceux d'un balancier, et pour peu qu'il touche les murailles ou toute autre chose, ses bras se plient comme les antennes d'un insecte et ses mains se retirent aussitôt et sans bruit.

Après la main, le visage, surtout les lèvres, le pied enfin, sont les organes de toucher les plus parfaits; mais nos chaussures ne nous permettent guère de faire usage du dernier.

Nous ne touchons guère avec les autres parties du corps que dans les circonstances où nous ne pouvons pas nous servir de nos mains. C'est ainsi que, dans le jeu d'enfant connu sous le nom de colin-maillard, où il est défendu de toucher avec les mains, on touche avec les autres parties du corps, et quoiqu'elles soient couvertes de vêtements, on sent souvent assez pour reconnaître les personnes aux étoffes ou aux formes de leurs vêtements, à la taille ou aux formes de leur corps.

Nous verrons, à l'article des influences, que le froid et la chaleur modifient encore le tact et par suite le toucher, en modifiant la sensibilité de la peau.

Histoire comparée du tact et du toucher. — La sensibilité physique et le tact sont, en général, plus vifs chez les enfants et les adolescents que chez les adultes et les vieillards. Ils le sont plus aussi chez la femme que chez l'homme, chez nos petites maîtresses, qu'on ne peut toucher sans leur faire du mal et des contusions à la peau. Les peuples méridionaux sont, en général, d'une sensibilité plus irritable que ceux du nord. Il ne faut cependant pas dire et répéter après Montesquieu : « qu'il faut écorcher un Moscovite pour lui donner du sentiment. » (1) Les seigneurs de Pétersbourg et de Moscou, et tous les hommes que notre molle civilisation a atteints et efféminés, ne sont guère moins sensibles aux influences physiques que ne le serait un homme des parties les plus chaudes de la terre. Ce qui apporte réellement de profondes différences dans la vivacité de la sensibilité physique, c'est l'habitude d'une vie dure, d'une vie douce et molle; aussi voyez quelle différence il y a, sous ce rapport, entre un campagnard ou un manœuvre malheureux, vivant à la sueur de son corps, et un citadin opulent, dont la vie s'écoule dans la mollesse et l'oisiveté! Le moindre excès de froid ou de chaleur,

(1) De l'esprit des lois, liv. 14, ch. 2.

la moindre secousse, la moindre chose, causent à celui-ci des douleurs et des souffrances. Son lit de duvet le fatigue, à la longue, par la résistance qu'il oppose au poids de son corps. C'était le cas d'Anne d'Autriche : la pauvre femme ne pouvait plus s'endormir dans les étoffes les plus fines, parce que leur contact grossier irritait la délicatesse de sa peau royale ! Vous tueriez un Sybarite si vous le faisiez courir une poste, dans une charrette, sur un chemin raboteux. Cependant le rustique campagnard s'y endort, comme s'il était doucement bercé dans une voiture suspendue.

Les personnes d'un tempérament nerveux sont d'une sensibilité parfois si exaltée, que la moindre douleur physique les jette dans des convulsions épouvantables. Il n'est presque pas un instant de leur vie où elles ne se plaignent de souffrir, et souvent elles finissent par tomber dans une affreuse mélancolie. Une sensibilité physique aussi vive est évidemment une maladie.

Dans l'état de santé, la sensibilité physique est modérée, et l'homme paraît pouvoir s'habituer assez promptement à supporter une température atmosphérique de 40 + 0 (thermomètre centigrade), à dormir sur la terre malgré sa dureté, et à faire à cheval ou dans une charrette, sur un chemin raboteux, des courses de dix ou douze lieues par jour.

Dans les maladies, la sensibilité offre diverses modifications : tantôt elle est exaltée, tantôt diminuée ou abolie, tantôt pervertie ; d'autres fois elle se montre dans des parties qui n'existent plus, par exemple dans un membre amputé. Il est évident que, dans ce dernier cas, il n'y a plus lésion de la sensibilité, mais hallucination, trouble de l'intelligence.

Nous ne dirons rien de plus ici sur ce sujet, parce que nous avons parlé des sensations morbides de la peau, à l'occasion des sensations en général (1).

Des sensations du tact et du toucher dans les animaux. — Tous les animaux jouissent de la sensibilité tactile à des degrés divers. Les singes et les carnassiers sont, sinon plus sensibles, au moins plus irritables que les rongeurs, les pachydermes, les ruminants et les solipèdes. La sensibilité de la peau doit même être fort obtuse chez la plupart des pachydermes. Les oiseaux paraissent doués d'une sensibilité plus vive que celle des mammifères ; cependant les sensations de la peau sont amorties chez eux par l'épaisseur des plumes. La sensibilité paraît plus obtuse chez les autres vertébrés et chez les articulés, mais elle devient très délicate chez tous les animaux inférieurs, mollusques, annélides, etc.

---

(1) Cette citation provient de ce que ce mémoire est extrait de la partie encore inédite de ma physiologie.

Les animaux paraissent souvent en jouir d'autant plus, qu'ils sont plus complètement privés de sens spéciaux ; ainsi les actinies, qui sont très-probablement entièrement privées de tout sens spécial, sont douées d'une exquise sensibilité ; il en est de même des polypes.

Les végétaux encore paraissent posséder cette propriété : autrement, comment s'expliquer la faculté que possède la sensitive de resserrer l'une contre l'autre ses folioles, de fléchir ses rameaux et ses branches, lorsqu'on pince une de ses feuilles? Comment, surtout, comprendre que la *dionea muscipula* contracte ses feuilles, embrasse et étouffe l'insecte imprudent qui est venu se reposer à leur surface, si elle ne l'a pas senti?

Quoique la plupart des animaux puissent toucher par presque toutes les parties de leur surface, il en est qui ne paraissent pas employer leur sensibilité tactile à l'exploration des corps. D'un autre côté, parmi ceux qui touchent, il en est qui emploient presque toujours plus spécialement à cet usage une ou plusieurs parties. Le plus grand nombre des singes touche avec ses mains, les singes à queue préhensile surtout avec leur queue ; une espèce de porc épic, plusieurs didelphes et plusieurs fourmiliers à queue prenante sont dans le même cas.

Presque tous les autres mammifères touchent avec leur museau, c'est-à-dire avec les lèvres et le nez. Le rhinocéros touche avec sa lèvre supérieure très allongée, très mobile et préhensile : les cochons, les sangliers, le peccari avec leur boutoir robuste pour fouiller la terre, le tapir avec sa trompe rudimentaire, et l'éléphant avec son nez prolongé en trompe préhensile ; en sorte qu'une sensibilité délicate s'unit souvent dans la même partie à la faculté de la préhension qu'elle semble destinée à diriger dans ses actions. C'est une des harmonies de la nature. La trompe de l'éléphant est même un organe de toucher très perfectionné. Il y a chez beaucoup de mammifères des organes auxiliaires pour le toucher. Ce sont, par exemple, les moustaches du nez et des yeux. Elles servent surtout à les diriger à travers l'obscurité, comme le bâton sert à l'aveugle. Vrolick s'en est assuré par une expérience bien simple (1).

Il a construit, avec des livres couchés sur leurs tranches, un simulacre de ville. Il a placé dans l'obscurité un chat portant ses moustaches, l'animal est sorti de son labyrinthe sans renverser un volume. Vrolick a recommencé la même expérience après avoir coupé les moustaches à l'animal, et alors le chat remis dans les rues de son labyrinthe n'en est sorti qu'en renversant les livres qui en formaient les murailles. Les la-

(1) Bullet. des sc. méd., par Férussac.

pins aveugles traînent ou poussent leurs moustaches contre le sol pour se diriger.

Voilà probablement pourquoi les mammifères nocturnes, comme les chats, les mammifères souterrains, comme les rats et les lapins, ont les moustaches si développées proportionnellement à leur taille.

Parmi nos sous-mammifères, les chauves-souris paraissent douées d'un toucher d'une délicatesse extrême, leurs oreilles généralement grandes et minces : les folioles de peau que plusieurs portent sur le nez, les expansions cutanées qui forment leurs ailes à toutes, donnent à leur peau une étendue considérable, et paraissent multiplier chez elles les facultés tactiles. Aussi, est-il probable, comme l'a déjà pensé Cuvier, que c'est à leur exquise sensibilité tactile qu'elle doivent, lors même qu'on leur a bouché ou crevé les yeux, la faculté de se diriger à travers les détours d'un souterrain obscur, sans se heurter dans les murailles, d'en découvrir enfin l'ouverture, et de s'en échapper. S'il en est ainsi, elles sont alors dans le même cas que ces aveugles qui reconnaissent une rue voisine, au courant d'air qui vient les frapper, et la présence d'une voiture qui va arrêter leur marche, à l'interruption d'un courant d'air qui les affectait auparavant.

Il me semble que le toucher doit être plus développé dans les rames natatoires des phogues et des cétacés que dans les autres parties de leur corps. Peut-être cependant les phoques se servent-ils plus particulièrement de leur museau, comme organe de toucher.

Les oiseaux touchent particulièrement les corps avec leur bec, et un grand nombre le fait aussi avec les pates. Mais, si presque tous se servent du bec, comme d'un organe de toucher, pour apprécier, par un premier jugement et par leurs qualités tactiles, si les corps peuvent convenir à leur nourriture, le goût les explore, à son tour, ou en même temps, pour que l'intelligence puisse en juger définitivement et plus sûrement. Cependant il y a, sous le rapport du soin qu'ils apportent à explorer les corps par le moyen du bec, des différences fort sensibles. Les gallinacés et les pigeons semblent becqueter et saisir pêle-mêle des graines et des petits cailloux qu'ils engloutissent avec une sorte de gloutonnerie. Mais leur gloutonnerie n'est, peut-être, qu'apparente, car un instinct particulier les porte probablement à avaler des cailloux pour remplacer, par leur résistance sous les efforts de l'estomac, les dents qui leur manquent. Les échassiers et les palmipèdes, au contraire, semblent chercher à tâtons, et avec un tact très délicat, dans les eaux et les herbes des marais ou dans les ordures des mares et des égoûts, les vers, les mollusques et toutes les substances dont ils se nourrissent. Les pics, en becquetant les écorces des arbres, paraissent en explorer avec plus de tact encore la résistance, pour découvrir la retraite des larves qui vivent sous ces écorces.

Il serait possible qu'ils se dirigeassent au contraire, dans ces explorations, par le son que rendent les écorces détachées de l'aubier par les souterrains que les larves y pratiquent.

Les perroquets, parmi les pics, se servent surtout de leurs pates préhensiles et de leur bec pour toucher et saisir tous les corps qu'on leur présente. Cette habitude leur est si familière qu'ils portent immédiatement à leur bec les objets qu'on leur a donnés, absolument comme les enfants, qui portent à leur bouche tous les objets qu'on leur offre pour les amuser, en sorte qu'une même pensée organisatrice se révèle dans les instincts d'êtres si différents.

Les reptiles ne paraissent pas exercer avec attention, leur sensibilité tactile, en un mot je n'ai jamais pu m'apercevoir qu'ils explorassent les qualités des corps par le toucher; je ne crois donc point qu'ils s'enroulent autour des corps pour les palper, comme le pensait Cuvier. S'enrouler est pour eux une attitude de repos et ils la prennent, probablement encore, comme les animaux qui se blottissent, se replient sur eux-mêmes, parce qu'ils se refroidissent moins dans cette attitude que dans toute autre. Ils s'enroulent aussi autour du tronc des arbres; mais il est évident qu'alors c'est pour y grimper.

Les poissons touchent-ils les corps par quelques parties spécialement destinées à cet usage, par les barbillons ou quelques autres appendices ? Je l'ignore. On les voit souvent immobiles dans une eau tranquille agiter leurs nageoires latérales, mais, en vérité, je n'ose dire que ce soit pour explorer le milieu où ils restent suspendus.

Cependant, les poissons, quelques cétacés et les oiseaux voyageurs, qui à certaines époques de l'année entreprennent et font des voyages plus ou moins longs doivent nécessairement se diriger à travers les eaux ou les airs par le seul secours de la sensibilité tactile. La vue est impuissante pendant la clarté du jour, comme pendant l'obscurité des nuits, pour les guider et leur faire reconnaître les routes qu'ils suivent habituellement avec une si rigoureuse exactitude, qu'on les croirait tracées avec précision, à travers les eaux et les airs et que les pêcheurs et les chasseurs ne les attendent jamais en vain. Ce n'est pas que les pêches et les chasses soient toujours également heureuses ; mais les pêches et les chasses malheureuses proviennent bien plus de ce que les migrations voyageuses sont peu considérables que de ce qu'elles s'écartent de leur route et s'égarent.

Les articulés, crustacés, insectes, etc., sensibles aux moindres attouchements, malgré la fermeté de leur peau, touchent avec leurs antennes et avec leurs palpes. Ils se servent de leurs antennes comme l'aveugle de son bâton ; et pendant qu'ils dévorent leur nourriture, les palpes, de ceux qui en ont, sont dans une agitation continuelle.

Quoique les mollusques jouissent d'une sensibilité tactile exquise, quoique plusieurs paraissent toucher avec leurs pieds ou leurs tentacules, comme le limaçon, je ne crois pas que tous puissent y toucher, c'est-à-dire explorer les qualités tactiles des corps avec attention et volonté. Du moins, je n'oserais pas supposer cette faculté aux huîtres, quoiqu'elles ferment si brusquement leurs valves quand un crabe, en chasse, profitant du moment où il les voit entr'ouvertes, cherche à y introduire ses serres pour les tuer et les dévorer.

Les annélides sont des animaux qui paraissent extrêmement sensibles, et semblent toucher par la partie antérieure de leurs corps. Quand les tubicoles sortent de leurs tubes, ils se balancent dans différents sens, comme s'ils exploraient le milieu où ils sont plongés. Les sangsues, qui sont toutes nues, agissent souvent de la même manière avant de fixer sur les corps le disque de leur bouche. Les actinies paraissent exercer le toucher par leurs nombreux tentacules qui se remuent sans cesse.

Les actinies ouvertes au soleil, comme une fleur épanouie, dans une eau tranquille, agitent par moments leurs nombreux tentacules radiés, comme les limaçons leurs antennes; elles semblent palper l'eau de la mer où elles sont plongées; mais si elles sentent la lumière, comme on l'a dit, et s'ouvrent à l'influence de son éclat (1), il est certain aussi qu'elles agissent de la même manière par les temps sombres, quand le soleil est caché par d'épais nuages, ou quand on leur dérobe sa lumière au moyen d'écrans très opaques, comme un chapeau noir. Je m'en suis assuré par des expériences réitérées. Quand la mer est agitée, si les tentacules de l'actinie verte qu'on trouve sur nos côtes, dans la Manche, sont déployés, ils flottent au gré des vagues, comme la chevelure d'une femme au gré du vent. Si l'on jette une petite pierre, ou si l'on introduit le doigt au milieu des tentacules, tantôt, ce qui est rare, l'actinie se contracte brusquement tout entière, et enferme ses bras tentaculaires dans l'ouverture de la bourse qu'elle forme, tantôt elle les replie doucement sans les enfermer; souvent même elle les replie lentement encore, lorsqu'on la mutile en coupant quelques-uns de ses tentacules avec des ciseaux. Mais l'actinie se ferme ordinairement

(1) V. Dugès, Phys. comparée, t. 1, p. 126. Voy. aussi les exp. de Dicquemare sur les actinies et de Trembley sur les hydres.

tout entière aussitôt qu'on cherche à la détacher du point où elle est fixée, comme si on l'effrayait davantage par cet effort que par les attouchements dont je viens de parler. J'ai fait les premières de ces observations sur des actinies vertes ou brunes, très communes sur nos côtes, le long de la Manche. J'en ai fait quelques-unes à Boulogne et les autres à Cherbourg, où ces actinies ont des tentacules plus longs et plus gris que verdâtres. Je dois dire que j'ai vu à Granville, deux autres espèces d'actinies très belles, qu'on ne peut toucher d'aucune manière sans les voir se fermer aussitôt et disparaître sous le sable où elles sont profondément fixées aux rochers. Ainsi, les sensations cutanées se montrent vives et délicates dans toute l'étendue du règne animal. Elles y sont probablement d'espèces très variées ; mais, quelle que soit leur variété, elles y servent partout à éclairer les animaux sur leurs intérêts les plus chers, sur les moyens de conserver leur existence, et la même pensée providentielle éclate ainsi partout, dans les détails comme dans l'ensemble de l'univers.

Quatrième partie. Historique du tact. — Le tact existe dans tous les animaux, suivant Aristote (1) ; mais il est incertain s'il forme un seul ou plusieurs sens ; si la chair en est l'organe (2);

(1) **De sensu et sensili, c. 1.**

(2) **De animâ, lib. 2., c. 11.**

Il affirme déjà qu'il est le plus exact de tous les sens (1). Ce préjugé remonte bien loin, comme on le voit, et nous vient de l'antique philosophie des Grecs qui en était remplie. Tout en consacrant le premier et une partie du second livre de l'*usage des parties* à vanter longuement, et parfois d'une manière très heureuse, la structure de la main pour la préhension, et, le chap. 6 du 2e livre, pour le toucher, Galien, plus raisonnable que les philosophes modernes, se refuse à dire avec Anaxagore, et je pourrais ajouter avec Pythagore, que l'homme doive sa supériorité sur les autres espèces animales à la possession d'une main.

Descartes enseignait que les nerfs nés du cerveau se répandent par tout le corps pour y servir à l'attouchement (2). Perrault, l'un des créateurs de l'anatomie comparée, qu'a tant insulté la vanité d'un poète, avait remarqué que les limaçons, les écrevisses, les cancres et la plupart des insectes tâtent avec *leurs cornes* (3). Suivant cet auteur, l'âme a une union particulière avec toutes les particules qu'elle anime; aussi, le sentiment du toucher est répandu par tout le corps (4). La sensation du toucher est abolie par l'interception des esprits dans les nerfs. L'auteur attribue la sen-

(1) De sensu, c. 4.

(2) L'homme, 3e part., trad. française.

(3) Mécaniq. des anim. des sens, 1e part., ch. 1.

(4) Essais de physiq., sens extér. *Du toucher*, no 1.

sation à la solution de continuité invisible que les parties souffrent par les ébranlements que les excitants y produisent (1). L'épiderme ne fait que diminuer l'effet des excitants. La justesse de la perception du toucher dépend de l'accoutumance et non d'aucune structure organique. Pour le prouver, l'auteur rapporte qu'ayant perdu une partie de la chair du bout des doigts, il n'eut d'abord qu'un sentiment très confus, qui depuis a repris la même délicatesse qu'aux autres doigts (2).

Si des auteurs ont élevé le toucher au-dessus de tous les sens, il en est aussi qui l'ont placé au-dessous. De tous les sens, dit Verduc, on a toujours dit que le toucher était le plus imparfait (3) ; les plus vils animaux l'ont très fin. Aussitôt qu'on touche les coquillages, ils rentrent dans leur demeure. L'homme, entre tous les animaux, a le toucher le plus fin. L'organe du toucher, ce sont les houppes nerveuses découvertes par Malpighi (4). Il y a beaucoup de ces houppes là, où la peau est très sensible.

Lecat enseigne au contraire que le toucher est le maître et le plus sûr de tous les sens. C'est

(1) Ib., n° 2.

(2) Ib., n° 10, 11.

(3) Usag. des part., toucher, t. 2, in-12, p. 101, 2e édit., 1711.

(4) P. 110.

le dernier retranchement de l'incrédulité (1). Buffon, qui a tant exalté la supériorité de ce sens, a exagéré aussi les avantages de la multiplicité des doigts. Dans son opinion, le sentiment du toucher serait infiniment plus parfait, si par exemple la main avait vingt doigts; et nous pourrions acquérir immédiatement des idées exactes et précises de la figure des corps, si la main était divisée en une infinité de parties, toutes mobiles, flexibles et capables de s'appliquer en même temps sur tous les points de la surface des corps. Si, au contraire, la main était sans doigts, nous n'aurions qu'une connaissance très confuse des objets qui nous environnent.

Les serpents sont moins stupides que les poissons, parce qu'ils ont la faculté de se plier en plusieurs sens sur les corps et de les toucher mieux que les poissons ne peuvent le faire. Il conviendrait de laisser à l'enfant le libre usage de ses mains dès le moment de sa naissance. Un homme n'a peut-être beaucoup plus d'esprit qu'un autre que pour avoir fait dans sa première enfance un plus grand et plus prompt usage du toucher. C'est par le toucher seul que nous pouvons acquérir des connaissances complètes et réelles; c'est ce sens qui rectifie tous les autres. Ces erreurs de l'un des plus grands génies qui honorent la France sont suivies du

---

(1) Traité des sensat. Paris, 1739. *Du toucher.*

plus beau morceau de style qu'on puisse voir. Mais le fond en est aussi faux que la forme en est admirable (1).

Condillac a adopté les mêmes doctrines : le toucher est pour lui, comme pour les auteurs précédents, le maître et le réformateur des autres sens. Mais comme il a pénétré beaucoup plus avant dans ce sujet, comme il a voulu déterminer toutes les idées et toutes les émotions qui dérivent de son action, il est tombé dans un si grand nombre d'erreurs à cet égard, que je ne puis en faire l'exposition parce que cela m'entraînerait beaucoup trop loin.

J'en dirai autant d'Helvétius, qui a renchéri encore sur tous ses prédécesseurs et a poussé le système de la supériorité du toucher à ses extrêmes conséquences et jusqu'au ridicule, lorsqu'il a dit : « Si la nature, au lieu de mains et de doigts flexibles, eût terminé nos poignets par un pied de cheval, qui doute que les hommes... ne fussent encore errants dans les forêts comme des troupeaux fugitifs (2)? » Qui n'a vu, à Paris, des femmes privées de mains coudre et broder avec les moignons de leur avant-bras ? Qui ne sait qu'il y a actuellement à Paris un peintre distingué d'histoire, M. Ducornet, qui peint avec ses pieds auxquels on attache ses

(1) Hist. nat. de l'hom., *Des sens en général.*
(2) De l'esprit, disc. 1, ch. 1.

pinceaux, parce qu'il n'a ni mains, ni bras (1)?

Haller a désigné, comme tous les autres physiologistes, sous le même nom de tact la sensibilité physique générale, et la sensibilité tactile de la peau (2). Il a contribué à répandre l'idée que les papilles sont les organes du tact (3). Il cite beaucoup d'exemples de sujets qui pouvaient toucher impunément des corps incandescents, par suite de l'épaisseur de l'épiderme (4). Il a encore contribué à faire croire que la pulpe du bout des doigts était très sensible, parce qu'elle reçoit beaucoup de nerfs (5). Il s'est égaré en cherchant à expliquer comment nous distinguons les formes des corps, leur humidité et leur sècheresse. Il rapporte aux aspérités les plus subtiles le tact des couleurs; c'est pourquoi un aveugle reconnaissait des couleurs mêlées, par exemple, des lignes diversement colorées qui étaient entrecroisées (6). Une femme

(1) M. le docteur Deslongchamps m'a dit avoir vu un homme, qui, privé de bras, se servait à table de ses pieds comme nous de nos mains. Il découpait adroitement un poulet, et faisait très habilement des armes, en se tenant debout, sur une jambe, et appuyé contre un mur.

(2) Élém. phys. lib. 12, sect. 1. *Tactus*, § 1, § 2.

(3) Ibid., § 7.

(4) Ibid., § 10.

(5) Sect. 3, § 1.

(6) Boyle, De coloribus, p. 42; Pechlin, l. 3, obs. 8, etc.

distinguait les couleurs rouge, bleue et verte (1). Elle disait que le linge noir était rude (2). Il ne faut accepter tous ces faits merveilleux qu'avec beaucoup de réserve.

Les erreurs de ces grands hommes ont fourni à Gall et Spurzheim l'occasion d'une réfutation admirable (3).

M. Adelon avoue qu'on a beau observer les papilles de la peau, on ne peut voir en elles aucun changement pendant l'impression du tact. Il affirme néanmoins que la peau n'est point passive pendant la sensation, et à ses yeux ce n'est point l'excitant qui produit la sensation, c'est la peau qui « la développe en vertu de son activité..., la volonté la rend (cette activité) plus intense, en érigeant la papille nerveuse (4). » En vérité, à entendre l'auteur, sa papille, entrant en érection au moindre attouchement, serait dans un priapisme continuel. Cependant de son propre aveu, on ne peut rien voir dans les papilles.

Suivant lui encore, les aliments ne sont pas sentis dans l'estomac et l'air ne l'est pas dans les poumons (5).

Qui n'a senti pourtant la chaleur d'une cuille-

---

(1) Hamburg magazin, t. 20.
(2) Haller, sect. 3, § 2.
(3) Anat. et phys. du syst. nerv. 1810, in-4o, t. 1, p. 214.
(4) Physiolog., 1re édit., t. 1, 257; 2e éd., p. 271.
(5) 1re édit., p. 260 et 2e éd., 273.

rée brûlante de potage, la fraîcheur d'un verre d'eau pénétrant dans l'estomac, ou le froid que cause dans les poumons l'air glacé de l'hiver?

Suivant le célèbre physiologiste le toucher est « ce tact exercé par la partie de la peau qui est disposée de manière à donner facilement toutes les notions des corps que l'on peut demander à ce sens et que la nature paraît avoir, plus spécialement, dans chaque animal, affectée à son accomplissement (1). »Fort de sa définition, l'auteur ajoute que le tact peut être actif, quand notre corps applique la peau à l'objet extérieur, ou seulement quand la volonté érige la papille nerveuse. Voilà une volonté bien puissante et une papille bien docile.

Richerand déclare que la partie palmaire des doigts jouit du sentiment le plus délicat, il prétend que les lèvres sont douées d'un toucher particulier; que la queue du castor, la trompe de l'éléphant sont les parties de leur corps où le toucher a le plus de délicatesse.

La perfection du toucher assure à ces animaux un degré d'intelligence qui n'est départi à nul autre quadrupède. Cette assertion sur l'influence du toucher est inexcusable depuis les réflexions si justes de l'illustre Gall. L'intelligence supérieure de l'éléphant n'est qu'un conte et ce que l'auteur dit des oiseaux n'est pas plus fondé.

---

(1) Ibid., p. 274, 1re édit., et 287, 2e édit.

L'éducation n'augmente pas plus la délicatesse du tact que celle des autres sens (1); ce n'est point par le tact que nous apprécions l'impénétrabilité des corps et l'auteur confond la sensibilité tactile avec la sensibilité de l'activité organique (2). Il ne sait pas déterminer la température absolue qui cause la sensation du froid (3). En un mot, il y a plus d'erreurs que de pages dans cet article.

M. Magendie, qui ne reconnaît pas de propriété vitale, confond les unes avec les autres les différentes sensibilités de la muqueuse de la trachée artère et du vagin, la sensibilité physique spéciale de la conjonctive, aux vapeurs ammoniacales, et la sensibilité physique générale des organes internes avec la sensibilité tactile. Son histoire du tact et du toucher est d'ailleurs si courte, qu'il en dit assurément beaucoup moins qu'il n'en sait.

M. Muller a confondu, à l'article qu'il a consacré au sens du toucher, toutes les sensations intérieures et extérieures sous le nom de sensations tactiles, en sorte qu'il est tombé dans une confusion plus profonde encore que les autres physiologistes. On en aura la preuve en lisant successivement mon mémoire sur les sensations

---

(1) Phys., 306-310, t. 2.
(2) P. 312.
(3) P. 313.

en général (Archiv. génér. de méd., année 1837, t. 3, p. 133), où j'ai présenté l'analyse des divers genres naturels de sensations, et le mémoire que je termine ici, où j'ai décrit, analysé et distingué, avec soin, toutes les sensations physiques de la peau les unes d'avec les autres et d'avec des sensations d'un autre genre qui s'y trouvent, parfois, accidentellement, ou momentanément mêlées (1).

Je crains bien que les personnes qui, parmi les méthodes propres à éclairer la physiologie, n'estiment que *la méthode des vivisections*, n'attachent aucune importance à des distinctions réelles découvertes *par l'observation analytique et par le raisonnement*. Il suffit que le raisonnement, surtout, y ait concouru pour qu'elles s'en défient. Chose singulière! Les sciences les plus exactes, les mathématiques, ne sont dues qu'au raisonnement et ne sont qu'une suite de raisonnements, et en physiologie le raisonnement a été mis à l'index, comme un moyen dangereux. Qu'on soit sévère pour le raisonnement, je le conçois; mais qu'on le repousse sans examen, parce qu'il est difficile de bien raisonner, voilà ce que je ne puis admettre. Il est vrai qu'il est

(1) Extrait du journal l'*Expérience*.

beaucoup plus facile de dédaigner les raisonnements d'un esprit juste et logique que de les anéantir. Qu'on le sache bien, cela n'aura qu'un temps !

FIN.

Paris.—Imprimerie de Cosson, rue Saint-Germain-des-Prés, 9.

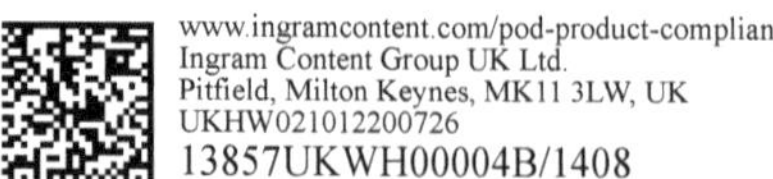
www.ingramcontent.com/pod-product-compliance
Ingram Content Group UK Ltd.
Pitfield, Milton Keynes, MK11 3LW, UK
UKHW021012200726
13857UKWH00004B/1408

9 782011 747280